CBD-Leitfaden

Wie es Ihr Leben zum Besseren verändern kann

ANDREAS HOFER

WIDMUNG

Dieses Buch ist gewidmet all den Menschen, die auf der Suche nach natürlichen Lösungen für ihre Gesundheitsprobleme sind. Ich hoffe, dass dieser Leitfaden Ihnen hilft, mehr über die Verwendung von Cannabidiol (CBD) zu erfahren und die Vorteile dieser wunderbaren Substanz zu entdecken. Mein Wunsch ist es, dass Sie durch die Lektüre dieses Buches befähigt werden, eine informierte Entscheidung über die Verwendung von CBD zu treffen und es in Ihr Leben zu integrieren. Hiermit widme ich dieses Buch Ihnen und Ihrer Reise zu einem gesünderen und glücklicheren Leben.

INHALTSVERZEICHNIS

DANKSAGUNG

Ich möchte mich von ganzem Herzen bei all den Menschen bedanken, die mich bei der Entstehung dieses Buches unterstützt haben.

Zuallererst danke ich meiner Familie, die mich in jeder Hinsicht unterstützt und ermutigt hat, mein Bestes zu geben. Ohne euch wäre dieses Buch nicht möglich gewesen.

Ich möchte auch all den Experten und Kollegen danken, die ihr Wissen und ihre Einsichten mit mir geteilt haben und mich dabei inspiriert haben, mehr über die Verwendung von Cannabidiol (CBD) zu lernen.

Schließlich danke ich all den Lesern, die sich für das Thema CBD interessieren und dieses Buch in die Hände nehmen werden. Ich hoffe, dass es Ihnen hilft, die Vorteile von CBD zu entdecken und es in Ihr Leben zu integrieren.

Vielen Dank an alle, die mich auf dieser Reise begleitet haben.

EINFÜHRUNG

Die gesundheitlichen Vorteile von CBD sind allgemein bekannt und Sie wissen vielleicht schon, wie CBD zur Schmerzbehandlung eingesetzt werden kann. Was Sie vielleicht nicht wissen, ist, warum CBD so wirksam ist und bei welchen verschiedenen Gesundheitsproblemen es helfen kann. CBD ist jetzt in einer Reihe von verschiedenen Formaten erhältlich. Wenn Sie zum ersten Mal CBD verwenden, kann die Auswahl überwältigend sein. Wenn Sie diesen speziellen Bericht lesen, werden Sie wissen, welches CBD-Format Sie für Ihre Gesundheitsprobleme benötigen.

Dieser Bericht ist ideal für Sie, wenn Sie ein Anfänger mit CBD sind. Wir werden in diesem Bericht alle wichtigen Fragen zu CBD behandeln, damit Sie genau wissen, was Sie tun müssen. CBD hat oft einen schlechten Ruf wegen der Mythen, die es umgeben. Diese Mythen sind alle unwahr und wir werden erklären, warum.

Sie verdienen es, die Wahrheit über CBD zu erfahren und wie es Ihnen helfen kann, also lesen Sie bitte diesen kurzen Bericht ganz durch. Lassen Sie sich die lebensverändernden Eigenschaften von CBD nicht vorenthalten. Lassen Sie uns gleich loslegen!

Im ersten Abschnitt werden wir erklären, was CBD wirklich ist.

WAS CBD WIRKLICH IST

Es ist wichtig, dass Sie genau verstehen, was CBD ist und was nicht. Viele Menschen verwenden CBD nicht, weil sie es nicht wirklich verstehen. Wir werden in diesem Abschnitt auf zu viel Fachjargon verzichten, damit es für Sie einfacher ist, zu lernen, was CBD ist.

CBD ist die Abkürzung für Cannabidiol. Es stammt aus der Cannabispflanze und ist nur eine von rund 100 Verbindungen, die in der Pflanze vorkommen. Die Cannabispflanze hat Knospen oder Blüten, in denen sich das klebrige, CBD-ähnliche Harz befindet. Die Blüten der Cannabispflanze sind von pilzartigen kleinen Strukturen bedeckt, die Trichome genannt werden.

Die Aufgabe dieser Trichome besteht darin, Schutz vor UV-Strahlung und übermäßiger Hitze zu bieten. Diese Trichome haben Drüsen und enthalten einige sehr wirksame medizinische

Verbindungen wie aromatische Terpene, THC und CBD. Trichome haben auch Eigenschaften, die die Pflanze vor Bakterien, Pilzen und Insekten schützen. Insekten bleiben in dem klebrigen Harz gefangen.

CBD MACHT SIE NICHT "HIGH"

Eines der größten Missverständnisse über CBD ist, dass es einen high macht.

Das schreckt viele Menschen davon ab, es zu konsumieren, und es ist völlig falsch. Der Bestandteil der Cannabispflanze, der Menschen high macht, ist THC (Tetrahydrocannabinol).

Ein weiteres Missverständnis über CBD ist, dass es süchtig macht. Dies ist nicht der Fall, so dass Sie sich keine Sorgen machen müssen, dass Sie durch den Konsum von CBD süchtig werden. Viele Menschen wissen nicht, was CBD ist und denken, dass es dasselbe ist wie das Rauchen von Gras. Jetzt, wo Sie die Wahrheit kennen, können Sie die richtige Entscheidung über CBD treffen.

VERSCHIEDENE SORTEN DER CANNABISPFLANZE

Bei der Cannabispflanze gibt es eine Reihe von verschiedenen Sorten. Wie Sie nun wissen, befindet sich CBD in den Trichomen der Pflanze. Die Menge des in den Trichomen vorhandenen CBD hängt jedoch von der Sorte der Cannabispflanze ab. Industriehanf, der wenig Harz enthält, hat zum Beispiel viel weniger Trichome (und weniger CBD-Öl) als Cannabispflanzen, die einen hohen Harzgehalt haben. Eine harzreiche Cannabispflanze enthält in der Regel einen hohen THC-Gehalt und nur sehr geringe Mengen CBD, so dass es sehr wichtig ist, die richtige Sorte zu wählen.

Wenn Sie die richtige Sorte von Cannabispflanzen gefunden haben, die viel CBD-Öl enthält, muss das Öl extrahiert werden. Es gibt verschiedene Möglichkeiten, CBD-Öl zu extrahieren, und das Ziel dieser

Extraktionsmethoden ist es, CBD und andere gesundheitsfördernde Bestandteile in möglichst konzentrierter Form zu gewinnen.

CBD-EXTRAKTIONMETHODE

Wenn CBD aus einer Cannabispflanze gewonnen wird, liegt es in Form eines dicken Öls vor, das sehr potent ist. Da CBD sowohl in Alkohol als auch in Öl löslich ist, beinhaltet der Extraktionsprozess normalerweise die Verwendung eines chemischen Mittels, das eine Verbindung auf Alkohol- oder Ölbasis auflöst.

Die gängigste und wahrscheinlich auch sicherste Methode zur CBD-Extraktion ist die Verwendung von CO2. Wenn CO2 unter hohen Druck und schwankende Temperaturen gesetzt wird, verwandelt es sich in eine Flüssigkeit, die die Wirkstoffe der Cannabispflanze herauslöst.

Durch die Verwendung spezifischer Temperaturen kann die CO2-Extraktionsmethode CBD rein extrahieren, ohne dass es mit anderen Verbindungen vermischt wird.

Eine andere Methode der Extraktion ist die

Verwendung von Ethanol. Diese Methode wird schon seit sehr langer Zeit angewandt, und in den 1800er Jahren wurde sie zur Herstellung von "indischem Hanf" verwendet, den viele Menschen gegen eine Reihe von gesundheitlichen Problemen wie Muskelkrämpfe, Schmerzen, Depressionen und Angstzustände einsetzten. Die Verwendung von Ethanol zur Extraktion wurde 1937 in den USA verboten, aber jetzt ist sie als effiziente Extraktionsmethode wieder im Kommen.

Alkohol, der als lebensmitteltauglich gilt, wird auch zur Extraktion von CBD-Öl aus der Cannabispflanze verwendet. Bei diesem Verfahren entsteht ein sehr hochwertiges CBD-Öl, das oral eingenommen werden kann. Eine weitere wirksame Methode der Extraktion ist die Verwendung von Kohlenwasserstoffen. Hier wird Propan, Hexan oder Butan für die Extraktion verwendet. Die Extraktion mit Kohlenwasserstoffen kann sehr effektiv sein, da sie die wertvollen Terpene und

Cannabinoide von unerwünschten Bestandteilen wie Chlorophyll trennen kann.

Die Kohlenwasserstoffextraktion kann jedoch gefährlich sein, da sie sehr leicht entflammbar ist. Wenn ein Nutzer von kohlenwasserstoffextrahiertem CBD die Substanz verdampft, kann dies ihm Schaden zufügen, besonders wenn er ein geschwächtes Immunsystem hat.

Die letzte CBD-Extraktionsmethode ist die Verwendung von Olivenöl. Dies ist eine einfache Methode, die auch kostengünstig ist. Sie können sie sogar zu Hause durchführen, wenn der Besitz der Cannabispflanze an Ihrem Wohnort legal ist. Die Cannabispflanze muss in einem Ofen erhitzt werden, da dadurch CBDA in CBD und THCA in THC umgewandelt wird. Dann müssen Sie die Pflanze in Olivenöl einweichen und das Öl aus der Pflanze abseihen und sieben. Es gibt ein Problem bei der Olivenölextraktion, nämlich dass das THC nicht aus dem Öl entfernt wird, so dass es beim Verzehr high machen kann.

Im nächsten Abschnitt werden wir erörtern, wie die Verwendung von CBD Ihr Leben verändern kann...

WIE DIE VERWENDUNG CON CBD IRH LEBEN ZUM BESSEREN VERÄNDERN KANN

Zunächst einmal ist zu sagen, dass CBD seit der Antike in verschiedenen Kulturen auf der ganzen Welt wirksam für medizinische Zwecke eingesetzt wird. Es kann auch Ihnen helfen. Sie müssen wissen, dass CBD eine natürliche Substanz ist und kein vom Menschen geschaffenes Medikament. Heutzutage nehmen zu viele Menschen schädliche verschreibungspflichtige Medikamente ein.

Die Einnahme von CBD zur Schmerzlinderung ist eine viel sicherere Alternative zu verschreibungspflichtigen Medikamenten. CBD hat sich als wirksame Schmerzlinderung bei vielen verschiedenen Erkrankungen bewährt und es gibt keine potenziell schädlichen Nebenwirkungen, über die man sich Sorgen machen müsste.

Hier sind einige der Möglichkeiten, wie die Einnahme von CBD Ihr Leben zum Besseren verändern kann.

CBD ZUR LINDEDRUNG CHRONISCHER SCHMERZEN

CBD hat auch gezeigt, dass es eine vielversprechende Lösung für Menschen mit Angstzuständen und Depressionen sein kann. Es kann helfen, die Symptome dieser Bedingungen zu lindern, ohne die bekannten Nebenwirkungen von traditionellen Anti-Angst- und Antidepressiva-Medikamenten zu verursachen.

Außerdem haben Studien auch die neuroprotektiven Eigenschaften von CBD unterstrichen. Es kann dazu beitragen, das Fortschreiten von neurodegenerativen Erkrankungen wie Alzheimer und Parkinson zu verlangsamen. Es kann auch helfen, Schäden, die durch Schlaganfälle und Traumata verursacht werden, zu reparieren und die kognitiven Funktionen zu verbessern.

Insgesamt bietet die entzündungshemmende und neuroprotektive Wirkung von CBD viele Vorteile für die Gesundheit. Es ist wichtig zu beachten, dass es immer noch weitere Studien benötigt werden, um die langfristigen Auswirkungen von CBD vollständig zu verstehen. Trotzdem zeigen die bisherigen Ergebnisse ein vielversprechendes Potenzial für die Verwendung von CBD in der Schmerz- und Krankheitsbehandlung.

CBD KANN ENTZÜNDUNGEN REDUZIEREN

Wenn Sie eine Verletzung erleiden, kommt es zu einer Entzündung in Ihrem Körper. Manchmal kann diese Entzündung zu einem chronischen Problem werden, das erhebliche Auswirkungen auf Ihre Organe und Gewebe haben kann. Chronische Entzündungen sind nie gut. Sie sind die Ursache für eine Reihe von Gesundheitsproblemen wie Diabetes, Asthma, Colitis ulcerosa, Morbus Crohn und Krebs.

Eine 2015 von Bioorganic and Medicinal Chemistry durchgeführte Untersuchung ergab, dass die Verwendung von CBD Entzündungen schnell reduzieren kann. Dies geschieht durch die Nutzung mehrerer körpereigener Signalwege. Zusammenfassend kann man sagen, dass die entzündungshemmende Wirkung von CBD ein wertvolles Instrument bei der Behandlung von Schmerzen darstellt, die durch chronische Entzündungen verursacht werden. Es ist jedoch wichtig zu beachten, dass weitere Forschungen erforderlich sind, um die langfristigen Auswirkungen von CBD auf den Körper zu bewerten und zu bestätigen.

CBD UND DIE BEHANDLUNG VON ANGSTZUSTÄNDEN UND DEPRESSIONEN

In einer weiteren Studie aus dem Jahr 2015, die von Neuropsychopharmacology veröffentlicht wurde, wurden die Auswirkungen von CBD auf Angst bei Menschen mit sozialer Angststörung (SAD) untersucht. Die Teilnehmer der Studie nahmen entweder eine Placebopille oder CBD ein, bevor sie eine öffentliche Rede halten mussten. Diejenigen, die CBD einnahmen, zeigten eine deutliche Reduktion der Angst im Vergleich zu den Teilnehmern, die das Placebo einnahmen.

Eine weitere Studie aus dem Jahr 2019 untersuchte die Wirksamkeit von CBD bei Patienten mit posttraumatischer Belastungsstörung (PTBS). Die Studie fand heraus, dass CBD eine sichere und wirksame Behandlungsmethode für PTBS sein kann. Es ist jedoch wichtig zu beachten, dass weitere Forschung erforderlich ist, um die genauen Auswirkungen von CBD auf PTBS zu verstehen.

Insgesamt hat die wachsende Zahl von Studien gezeigt, dass CBD eine vielversprechende Therapieoption für Menschen mit Angstzuständen sein kann. Es ist jedoch wichtig zu beachten, dass CBD nicht die einzige Therapieoption für Angst ist und dass es immer wichtig ist, mit einem Arzt oder einem Psychiater zu sprechen, bevor Sie eine neue Therapie beginnen.

CBD UND DIABETES

Der Grund, warum CBD Menschen mit Diabetes helfen kann, ist seine entzündungshemmende Wirkung. Diabetes ist in erster Linie eine entzündliche Erkrankung und CBD kann helfen, diese zu reduzieren. Eine Studie aus dem Jahr 2016, die in Clinical Hemorheology and Microcirculation veröffentlicht wurde, ergab, dass die Behandlung von Mäusen mit CBD zu einer Verringerung der Entzündung der Bauchspeicheldrüse führte, was das Auftreten von Diabetes verhinderte.

Darüber hinaus zeigte die Studie eine allgemeine Verringerung der Aktivität von Immunzellen, die eine Ursache für Entzündungen sein können. Die Einnahme von CBD senkt außerdem nachweislich die Insulinresistenz und mildert den Blutzuckerspiegel bei Menschen, die an Typ-2-Diabetes leiden.

DIE VERWENDUNG VON CBD BEI AUTOIMMUNKRANKHEITEN

Es gibt verschiedene Arten von Autoimmunkrankheiten, die jedoch alle gemeinsam haben, dass sie das Immunsystem in die Irre führen und es glauben lassen, dass gute Zellen schädliche Eindringlinge sind. Infolgedessen greift das Immunsystem gute Zellen im Körper an, als ob sie tot wären.

Es ist bekannt, dass CBD entzündungshemmende Eigenschaften hat und daher bei der Linderung von Schmerzen, die durch Autoimmunerkrankungen verursacht werden, wirksam sein sollte. Die Forschung in diesem Bereich wird fortgesetzt, um festzustellen, wie wirksam CBD bei Autoimmunerkrankungen ist.

CBD UND DIE BEHANDLUNG VON HAUTPROBLEMEN

Es ist möglich, CBD in einem topischen Format zu erhalten, und dies kann bei der Behandlung von Hautproblemen wie Psoriasis, Dermatitis und Akne wirksam sein. CBD versorgt die Haut mit zusätzlicher Feuchtigkeit und ist auch wirksam bei der Reduzierung der Ölproduktion.

Diese Dinge können helfen, Juckreiz und Schmerzen zu lindern. Es gibt auch ermutigende Anzeichen dafür, dass die Verwendung von CBD dazu beitragen kann, die Schmerzen zu lindern, die manche Hauterkrankungen verursachen.

CBD UND HERZ-KREISLAUF-ERKRANKUNGEN

23

Die entzündungshemmenden Eigenschaften von CBD können auch das Risiko von Herz-Kreislauf-Problemen wie Bluthochdruck senken.

Eine 2009 durchgeführte Studie zeigte, dass die Einnahme von CBD den Blutdruck von Ratten senken konnte, wenn diese einem hohen Maß an Stress ausgesetzt waren.

Menschen nahmen 2017 an einer Studie teil, die die Senkung des Blutdrucks durch die Verwendung von CBD im Vergleich zu den Teilnehmern, die ein Placebo erhielten, zeigte.

CBD UND NEUROPSYCHIATRISCHE FRAGESTELLUNG

2019 wurde eine Überprüfung mehrerer früherer CBD-Studien durchgeführt, die ergab, dass CBD potenziell angstlösende und antipsychotische Eigenschaften hat. Der Bericht kam auch zu dem Schluss, dass die Verwendung von CBD die Abhängigkeit von Dingen wie Drogen verringern könnte.

Kürzlich haben weitere Studien gezeigt, dass CBD bei PTSD (Posttraumatische Belastungsstörung) wirksam sein kann.

Es konnte gezeigt werden, dass es einigen PTBS-Patienten hilft, die Anzahl der negativen Erinnerungen und Alpträume zu reduzieren, die sie erleben.

Im nächsten Abschnitt werden wir die häufigsten Formen von CBD besprechen...

DIE HÄUFIGSTEN FORMEN VON CBD

Sie können CBD in verschiedenen Formen erhalten. Die Wahl der richtigen Form von CBD ist sehr wichtig, daher werden wir in diesem Abschnitt die 6 gängigsten Formen von CBD betrachten, die heute erhältlich sind.

CBD-TINKTUREN

Eine CBD-Tinktur wird mit einem Lösungsmittel wie Olivenöl oder Ethanol hergestellt. Sie nehmen das CBD aus einer Tinktur zu sich, indem Sie die Tropfen auf die Zunge geben oder sie oral einnehmen. Wenn Sie CBD-Tropfen aus einer Tinktur zu sich nehmen, werden sie direkt in die Blutgefäße in Ihrem Mund absorbiert.

Wenn Sie die CBD-Tropfen mit Hilfe einer Tinktur in den Mund geben, müssen Sie mindestens

1 bis 2 Minuten warten, damit sie vor dem Schlucken absorbiert werden können. Wenn Sie die Tinkturstropfen sofort schlucken, dauert es viel länger, bis sie ihre Wirkung entfalten.

Menschen, die CBD-Tinkturen verwenden, stellen in der Regel fest, dass es zwischen 15 und 60 Minuten dauert, bis die volle Wirkung der Tropfen eintritt. In den meisten Fällen hält die Wirkung etwa 6 bis 8 Stunden an.

Als Anfänger mit CBD ist es am besten, wenn Sie zunächst mit einer niedrigen Dosis beginnen. Ein gutes Beispiel dafür sind 2,5 oder 5 Milligramm CBD in der Tinktur. Verwenden Sie immer hochwertige CBD-Tinkturen und achten Sie darauf, dass Sie das Etikett lesen, um genau zu wissen, wie hoch die CBD-Dosierung ist.

CBD-KAPSELN

Menschen, die unter Verdauungsproblemen oder Krampfanfällen leiden, wird die Einnahme von CBD-Kapseln empfohlen. Sie können CBD-Kapseln auch zur Unterstützung bei anderen Gesundheitsproblemen wie Glaukom, Magersucht und Akne verwenden.

Wenn Sie eine CBD-Kapsel einnehmen, müssen Sie ihr Zeit geben, sich in Ihrem Magen aufzulösen. Danach wird das CBD über den Blutkreislauf in Ihrem Körper verteilt. Wenn Sie eine CBD-Kapsel schlucken, nimmt Ihr Darm die Substanz auf und leitet sie dann an Ihre Leber weiter. Es dauert in der Regel mindestens eine Stunde, bis Sie die Wirkung einer CBD-Kapsel spüren, wenn Sie einen leeren Magen haben. Wenn Sie kürzlich etwas gegessen haben, kann es bis zu 3 Stunden dauern. Achten Sie darauf, dass Sie keine weiteren CBD-Kapseln vor 3 bis 4 Stunden nach dem Verzehr der letzten Kapsel einnehmen.

Es ist normal, dass die Wirkung einer CBD-Kapsel im Durchschnitt nach etwa 6 Stunden nachlässt. Dies gilt für die psychoaktive Wirkung, aber andere Wirkungen der Kapsel können bis zu 12 Stunden anhalten. Wer unter chronischen Problemen leidet, kann von der länger anhaltenden Wirkung von CBD-Kapseln profitieren.

CBD VAPING

CBD ist in Form von Verdampfern erhältlich, und die Menschen nutzen dies, weil es der schnellste Weg ist, den Wirkstoff im Körper aufzunehmen. Das CBD erreicht das Gehirn, bevor es die Leber passiert. Wenn Sie CBD verdampfen, werden Sie die Wirkung innerhalb weniger Minuten oder sogar Sekunden spüren.

Normalerweise lässt die Wirkung von CBD Vape in etwa 2 bis 3 Stunden nach. Das CBD so schnell wie möglich in den Körper zu bekommen, kann helfen, Probleme wie Übelkeit zu bekämpfen. Dank der schnellen Wirkung des Verdampfens können Sie Ihre Dosierung schnell ändern. Manche Menschen erleben beim CBD-Dampfen einen "Rausch", der aber nicht sehr lange anhält, und Sie können Ihre nächste Dosis leicht anpassen.

Das CBD-Dampfen birgt jedoch einige Risiken. Man kann vom Dampfen süchtig werden, und wenn das CBD nicht in der reinsten Form vorliegt, kann es schädliche Substanzen wie die mit MCT verbundenen Fette und Öle enthalten. Der Verzehr dieser Fette und Öle ist in der Regel unbedenklich, aber es ist noch nicht erwiesen, ob sie beim Verdampfen sicher sind.

CBD MUNDSPRAYS

Multiple Sklerose (MS) und Muskelspastik sind chronische Erkrankungen, die von Schmerzen, Muskelsteifheit und Muskelschwäche begleitet werden können. Diese Symptome können betroffene Menschen in ihrem täglichen Leben stark beeinträchtigen und ihre Fähigkeit, normale Aktivitäten auszuführen, einschränken.

CBD, oder Cannabidiol, ist eine chemische Verbindung, die aus Hanfpflanzen gewonnen wird. Es wird oft als pflanzliches Mittel zur Linderung von Schmerzen und Angstzuständen verwendet und hat in Studien gezeigt, dass es auch bei der Behandlung von Symptomen von MS und Muskelspastik hilfreich sein kann.

Eine Studie aus dem Jahr 2018 fand heraus, dass CBD-Öl bei Menschen mit MS eine signifikante Verbesserung der Muskelsteifheit und -schmerzen verursachte, ohne signifikante Nebenwirkungen zu verursachen. Eine andere Studie aus dem Jahr 2019 zeigte, dass die Verwendung eines CBD-Sprays bei Menschen mit Muskelspastik zu einer Reduktion der Anfälle und einer Verbesserung der Schlafqualität führte. Es ist jedoch wichtig zu beachten, dass weitere Studien erforderlich sind, um die langfristigen Auswirkungen und die beste Dosierung von CBD bei MS und Muskelspastik zu bestimmen. Es wird empfohlen, vor der Verwendung von CBD-Produkten mit einem Arzt zu sprechen, um sicherzustellen, dass es sicher und geeignet für Ihre individuellen Bedürfnisse ist.

Insgesamt zeigen die vorliegenden Studien, dass die Verwendung eines CBD-Sprays eine wirksame und sichere Methode zur Linderung von Symptomen bei MS und Muskelspastik sein kann. Während weitere Forschung erforderlich ist, bietet es Betroffenen eine mögliche Option, um ihre täglichen Beschwerden zu lindern und ihre Lebensqualität zu verbessern.

CBD-ESSWAREN

CBD-Gummis sind eine bequeme und leckere Art, CBD zu konsumieren. Da das CBD oral eingenommen wird, durchläuft es den Verdauungstrakt, bevor es in den Blutkreislauf aufgenommen wird. Dies bedeutet, dass es ein wenig länger dauern kann, bis Sie die Wirkung von CBD-Gummis spüren, im Vergleich zu anderen Methoden wie zum Beispiel CBD-Öl, das unter die Zunge getropft wird und schneller in den Blutkreislauf gelangt. Die Verarbeitungszeit von CBD-Gummis kann zwischen 3 und 4 Stunden liegen. Während dieser Zeit wird das CBD durch den Körper verteilt und seine Wirkstoffe werden von den Rezeptoren in Ihrem Körper aufgenommen. Wichtig zu beachten ist, dass jeder Mensch unterschiedlich auf CBD reagieren kann, und daher kann es von Person zu Person unterschiedliche Verarbeitungszeiten geben. Es ist wichtig, dass Sie die empfohlene Dosierung beachten und nicht mehr als ein oder zwei CBD-Gummis innerhalb eines Zeitraums von 24 Stunden essen. Überschreiten Sie nicht die empfohlene Dosierung, da dies zu unerwünschten Wirkungen führen kann. Außerdem ist es wichtig zu warten, bis die Verarbeitungszeit von einem CBD-Gummi abgeschlossen ist, bevor Sie ein weiteres zu sich nehmen, um zu vermeiden, dass Sie eine zu hohe Dosis einnehmen. Insgesamt bieten CBD-Gummis eine bequeme und leckere Möglichkeit, CBD zu konsumieren.

Sie sollten jedoch sicherstellen, dass Sie die empfohlene Dosierung einhalten und auf die Verarbeitungszeit achten, um die bestmöglichen Ergebnisse zu erzielen.

CBD GELE, LOTIONEN UND CREMES

Menschen mit Hautproblemen können eine topische Form von CBD verwenden, z. B. ein Gel, eine Lotion oder eine Creme. Sie reiben das aktuelle CBD in die Haut ein, was eine relativ schnelle Schmerzlinderung für Gelenke und Muskeln bewirken kann. Bei einer topischen CBD-Behandlung wird es normalerweise nicht vom Blutkreislauf aufgenommen, so dass man sich keine Sorgen über Nebenwirkungen oder einen "Rausch" machen muss.

Im nächsten Abschnitt werden wir die wichtigen Dinge besprechen, die Sie bei CBD beachten müssen...

WICHTIGE DINGE, DIE SIE ÜBER CBD-PRODUKTE WISSEN MÜSSEN

Wenn Sie auf der Suche nach CBD-Produkten sind, empfehlen wir Ihnen, nach solchen zu suchen, die aus harzreichen Cannabispflanzen mit unbefruchteten Blütenspitzen hergestellt werden. Diese Arten von Cannabispflanzen eignen sich besser für die Gewinnung von CBD-Öl als Harz arme Pflanzen oder Industriehanf.

Mehrere Cannabis-Pflanzenzüchter haben es geschafft, Sorten mit einem CBD-Gehalt von mehr als 10 % zu erzeugen, während der THC-Gehalt unter 0,3 % liegt.

VERWENDEN SIE FÜR IHRE CBD-PRODUKTE NACH MÖGLICHKEIT EINE LIZENZIERTE VERKAUFSSTELLE

Einige Staaten haben den Verkauf von medizinischem Cannabis legalisiert, und wenn Sie in einem dieser Staaten wohnen, dann empfehlen wir Ihnen dringend, Ihre CBD-Produkte bei einer lizenzierten Apotheke zu kaufen. In Fällen, in denen Ihr Staat medizinisches Cannabis nicht legalisiert hat, können Sie CBD-Produkte online kaufen, aber Sie müssen dabei sehr viel vorsichtiger sein.

CBD-Produkte, die online verkauft werden, unterliegen keinen Vorschriften, so dass Sie mit der Dosierung von CBD in diesen Produkten ein Risiko eingehen können. In einigen Fällen bezeichnen Online-Verkäufer Produkte, die aus Hanf gewonnen werden, als CBD-Produkte.

In einem von der American Medical Association

durchgeführten Test wurden 85 online erhältliche CBD-Produkte geprüft und festgestellt, dass bei fast 70 % von ihnen die korrekte CBD-Dosierung nicht auf dem Etikett angegeben war. Auch bei einigen der beliebtesten CBD-Produkte aus Hanf wurden in einer anderen Studie große Diskrepanzen festgestellt.

Online-Verkäufer von CBD-Produkten behaupten, dass ihre Produkte CBD-Vollspektrum-Öl enthalten, aber das hat sich in vielen Fällen als falsch erwiesen. Viele dieser Produkte werden unter Verwendung von CBD-Isolat hergestellt, anstatt eine ganze Pflanze zu verwenden, die reich an CBD-Öl ist.

Zu beachten ist auch, dass einige Hanfprodukte stark verarbeitet sind und Rückstände von Lösungsmitteln enthalten, die giftig sind. Sie können auch künstliche Aromen und Farbstoffe sowie andere Verunreinigungen enthalten.

WELCHEN CBD- PRODUKTEN SOLLTEN SIE VERTRAUEN?

Wenn Sie in einem Staat leben, in dem CBD legal ist, sollten Sie sich für Produkte von lizenzierten Apotheken entscheiden, da diese strengen Vorschriften und Standards haben. Entscheiden Sie sich immer für CBD-Produkte, die aus in den Vereinigten Staaten angebautem Hanf hergestellt werden. Wenn Sie Ihre CBD-Produkte online kaufen müssen, sollten Sie immer nach CBD-Produkten suchen, die ein volles Spektrum aufweisen. Hüten Sie sich vor Produkten, die als reines CBD gekennzeichnet sind oder behaupten, frei von THC zu sein. Ein Vollspektrum-CBD-Produkt enthält eine Reihe von Verbindungen, darunter in der Regel auch eine kleine Menge THC. In einigen Staaten ist THC illegal, so dass Sie sich für CBD-Produkte mit "breitem" Spektrum entscheiden sollten, die noch andere Verbindungen, aber kein THC enthalten.

WAS BEI DER AUSWAHL VON CBD-PRODUKTEN ZU VERMEIDEN IST

Beim Online-Kauf von CBD-Produkten müssen Sie vorsichtig sein. Die FDA erlaubt es den CBD-Unternehmen nicht, Behauptungen über den gesundheitlichen Nutzen ihrer Produkte aufzustellen; wenn Sie dies also sehen, kaufen Sie sie nicht.

Bei CBD-Esswaren wie Gummibärchen müssen Sie Produkte vermeiden, die aus Maissirup hergestellt sind und künstliche Farbstoffe enthalten. Diese Produkte werden oft als CBD-infundiert bezeichnet.

Wenn Sie sich für Vape-Patronen mit CBD-Hanföl entscheiden, vermeiden Sie solche, die Verdünnungsmittel wie Polyethylenglykol oder Propylenglykol enthalten, da diese giftig sind. Achten Sie auf andere giftige Zusatzstoffe bei

Vapes und vermeiden Sie solche, die Aromastoffe enthalten.

Einige Unternehmen behaupten, dass ihre CBD-Produkte aus Hanfstängeln und/oder -samen extrahiert werden. Das ist Unsinn, da Hanfsamen kein CBD enthalten und nur winzige Mengen in den Stängeln zu finden sind.

Bevor Sie ein CBD-Produkt online kaufen, empfehlen wir Ihnen, sich mit den Unternehmen in Verbindung zu setzen und ihnen spezifische Fragen zu stellen. Sie sind es sich selbst schuldig, alles über die CBD-Produkte, die Sie verwenden, zu wissen.

Im nächsten Abschnitt werden wir die häufigsten Mythen über CBD diskutieren...

DIE HÄUFIGSTEN MYTHEN ÜBER CBD

Es gibt viele Missverständnisse und Mythen über CBD, und viele Menschen meiden den Konsum deshalb. In diesem Abschnitt werden wir einige der häufigsten CBD-Mythen betrachten und erklären, warum sie überhaupt nicht wahr sind.

CBD IST BESSER OHNE THC

Viele Menschen glauben, dass CBD wirksamer ist, wenn es kein THC enthält. Das ist nicht wahr. CBD-Produkte, die etwas THC enthalten, sind wirksamer als solche, die kein THC enthalten.

Studien haben gezeigt, dass CBD und THC zusammenwirken und die natürlichen Heilkräfte und therapeutischen Wirkungen des jeweils anderen verstärken.

CBD WIRD IM MAGEN IN THC UMGEWANDELT

Wir sind uns nicht sicher, woher dieser Mythos stammt, denn er ist seltsam. Die Leute sind vorsichtig mit CBD, weil sie denken, dass es sie high macht. Es gibt jedoch umfassende klinische Studien, die belegen, dass selbst bei hohen CBD-Dosen keine THC-High-Effekte auftreten. Tatsächlich können die richtigen CBD-Dosen die berauschenden Wirkungen von THC neutralisieren oder deutlich reduzieren.

CBD IST MEDIZINISCH UND THC IST FÜR DIE FREIZEITGESTALTUNG

Es ist völlig unwahr, dass THC keine medizinischen Eigenschaften hat und nur zur Erholung dient. Am San Diego Scripps Research Center haben Wissenschaftler festgestellt, dass THC in der Lage ist, ein Enzym zu hemmen, das bei

Menschen, die an Alzheimer erkrankt sind, eine Plaque bildet.

Marinol ist ein THC-Einzelmolekülprodukt, das sowohl als Appetitanreger als auch als wirksames Mittel gegen Übelkeit eingesetzt wird. Die FDA hat dieses Produkt zugelassen und es als Medikament der Klasse III eingestuft, was bedeutet, dass es weniger süchtig macht als andere Medikamente.

HOHE CBD- DOSEN SIND WIRKSAMER ALS NIEDRIGE DOSEN

Das hängt von den CBD-Produkten ab, die Sie verwenden. Bei CBD-Isolaten werden Sie höhere Dosen benötigen als bei CBD-Produkten aus ganzen Pflanzen. Aber es ist auch nicht die beste Idee, niedrige Dosen von CBD-Produkten mit einzelnen Molekülen zu verwenden. Experten weisen darauf hin, dass die richtige Kombination aus CBD, THC und anderen Komponenten bei niedrigen Dosierungen noch wirksamer sein kann.

ES GIBT KEINE PSYCHOAKTIVEN EIGENSCHAFTEN IN CBD

Dennoch ist CBD ein wertvolles Mittel, wenn es darum geht, Angstzustände, Depressionen und Stress zu reduzieren. Es wird auch berichtet, dass es Schlafstörungen verbessert und Schmerzen lindert. Dies liegt daran, dass CBD eine beruhigende Wirkung auf das zentrale Nervensystem hat und den Blutfluss in bestimmten Teilen des Gehirns erhöht. Es ist wichtig zu beachten, dass CBD keine berauschenden Wirkstoffe enthält, die zu einem "High" führen können. Daher ist es eine sichere und legale Option für diejenigen, die sich Sorgen machen, dass sie ihre Arbeit oder täglichen Aktivitäten beeinträchtigen könnten. Es gibt auch keine bekannten Nebenwirkungen von CBD, es sei denn, es wird in hohen Dosen eingenommen. In diesem Fall kann es zu Übelkeit, Durchfall und Müdigkeit kommen. Insgesamt ist CBD ein sicheres und wirksames Mittel, das vielversprechende Ergebnisse bei der Bekämpfung von psychischen und körperlichen Beschwerden zeigt. Wenn Sie interessiert sind, sollten Sie jedoch immer einen Arzt oder einen Experten konsultieren, um sicherzustellen, dass es für Sie sicher ist.

CBD IST DAS GLEICHE WIE EIN BERUHIGUNGSMITTEL

Es ist jedoch wichtig zu beachten, dass jeder Körper unterschiedlich auf CBD reagieren kann. Während es bei einigen Menschen zu einer Steigerung der Energie führen kann, kann es bei anderen zu einer Verminderung der Energie führen. Daher ist es wichtig, die Reaktion Ihres Körpers auf CBD zu beobachten und bei Bedarf die Dosierung anzupassen. Ein weiterer wichtiger Faktor bei der

Verwendung von CBD ist, dass es keine direkte Wirkung auf das zentrale Nervensystem hat. Es kann jedoch bei der Regulierung von Stress und Angstzuständen helfen, was zu einer besseren Schlafqualität beitragen kann. Es ist jedoch wichtig zu beachten, dass CBD kein Ersatz für eine gesunde Lebensweise und ausreichend Schlaf ist. Wenn Sie Schlafprobleme haben, sollten Sie auch Ihren Lebensstil und Ihre Schlafgewohnheiten überprüfen, um sicherzustellen, dass Sie die besten Bedingungen für einen erholsamen Schlaf schaffen. Wenn Sie an Schlaflosigkeit oder anderen Schlafproblemen leiden und an der Verwendung von CBD interessiert sind, sollten Sie immer Ihren Arzt konsultieren, um sicherzustellen, dass es für Sie sicher und wirksam ist.

DIE PSYCHOAKTIVE WIRKUNG VON CBD IST EINE SCHLECHTE NEBENWIRKUNG

Die großen Pharmaunternehmen wollen Ihnen weismachen, dass jeder "Rausch", den Sie durch ein aus Cannabis gewonnenes Produkt erfahren, eine ernsthafte Nebenwirkung ist, die Sie vermeiden müssen. Sie sind gegen alles, was zu einem Zustand der Euphorie führen kann. Aber Euphorie ist ein griechisches Wort, das einen Zustand des Wohlbefindens bedeutet.

Der Psychiater Dr. Tod Mikuriya erklärt, dass wir CBD und andere Cannabisprodukte als Arzneimittel betrachten sollten. Sie haben psychoaktive Eigenschaften, wie eine Reihe anderer Medikamente, aber sie sind keine Rauschmittel, die als Nebeneffekt einige therapeutische Eigenschaften haben.

SCHLUSSFOLGERUNG

In diesem Sonderbericht haben Sie erfahren, dass CBD Ihnen zahlreiche gesundheitliche Vorteile bieten kann, darunter die Verringerung von Angstzuständen und die wirksame Behandlung von Schmerzen.

Aber die Wahrheit ist, dass CBD viel mehr kann als das. Studien haben bewiesen, dass es helfen kann, Krebssymptome und unangenehme Nebenwirkungen wie Erbrechen und Übelkeit und vieles mehr zu reduzieren.

Darüber hinaus haben weitere Studien über CBD ergeben, dass es Vorteile wie die Senkung des Blutdrucks sowie die Verbesserung des Kreislaufsystems und den Schutz des Herzens bieten kann.

Das Beste an der Einnahme von CBD ist, dass es nur wenige bis gar keine Nebenwirkungen gibt, wie bei der überwiegenden Mehrheit von

Medikamenten. Das Risiko bei der Einnahme von CBD zur Verbesserung Ihrer Lebensqualität ist minimal.

Mit diesem Sonderbericht wollten wir Ihnen einen besseren Einblick geben, was CBD ist und was es nicht ist. Jetzt, da Sie dies Wissen und die Vorteile von CBD kennen, möchten wir Sie ermutigen, es auszuprobieren.

Befolgen Sie die Ratschläge in diesem CBD-Leitfaden, um sicherzustellen, dass Sie die richtigen CBD-Produkte kaufen!

WESENTLICHE RESSOURCEN

Nutzen Sie diese wichtigen Ressourcen, um mehr über CBD und seine Vorteile zu erfahren:

IST CBD SICHER UND WIRKSAM?
https://www.mayoclinic.org/healthy-lifestyle/consumer-health/expert-answers/is-cbd-safe-and-effective/faq-20446700

9 WISSENSCHAFTLICH UNTERMAUERTE VORTEILE VON CBD-ÖL
https://www.forbes.com/health/body/cbd-oil-benefits/

WO MAN CBD EINKAUFT
https://www.paradise-weed.ch

CBD-ÖL ZUR SCHMERZBEHANDLUNG
https://www.healthline.com/health/cbd-oil-for-pain

51

ÜBER DEN AUTOR

Andreas Hofer ist ein erfahrener Experte im Bereich der Verwendung von Cannabidiol (CBD) und hat sich einen Namen gemacht durch seine umfassenden Kenntnisse und seine Leidenschaft für das Thema. Trotz fehlender akademischer Abschlüsse hat er ein tiefes Verständnis für die Wissenschaft hinter CBD und seine Wirkmechanismen, das er durch jahrelange Forschung und praktische Erfahrung erworben hat.

Andreas hat sich in den letzten Jahren intensiv mit der Verwendung von CBD beschäftigt und hat viele Menschen auf ihrem Weg zu einer besseren Gesundheit unterstützt. Sein erstes Buch "CBD-Leitfaden" ist ein umfassendes Handbuch für alle, die mehr über die Verwendung von CBD erfahren möchten.

Es bietet aktuelle Informationen, praktische Tipps und einfache Anleitungen, um die Vorteile von CBD vollständig zu nutzen.

Andreas ist ein begeisterter Kämpfer für die Verwendung natürlicher Lösungen zur Verbesserung der Gesundheit und hat sich zum Ziel gesetzt, mehr Menschen über die Vorteile von CBD zu informieren. Seine Arbeit ist eine Hommage an seine Leidenschaft für das Thema und sein unermüdlicher Einsatz für eine bessere Gesundheit für alle.